DES

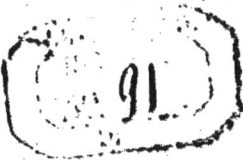

LIGATURES ARTÉRIELLES

DANS LES

CANCERS-INOPÉRABLES DE L'UTÉRUS

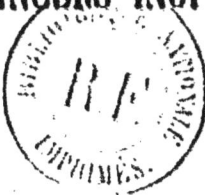

PAR

Paul CANTIER

DOCTEUR EN MÉDECINE

ANCIEN INTERNE DES HOPITAUX DE PERPIGNAN

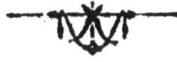

MONTPELLIER

IMPRIMERIE Gustave FIRMIN, MONTANE et SICARDI

Rue Ferdinaud-Fabre et quai du Verdanson

—

1907

DES
LIGATURES ARTÉRIELLES

DANS LES

CANCERS INOPÉRABLES DE L'UTÉRUS

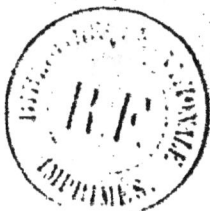

PAR

Paul CANTIER

DOCTEUR EN MÉDECINE

ANCIEN INTERNE DES HOPITAUX DE PERPIGNAN

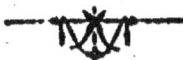

MONTPELLIER

IMPRIMERIE Gustave FIRMIN, MONTANE et SICARDI

Rue Ferdinand-Fabre et quai du Verdanson

—

1907

PERSONNEL DE LA FACULTÉ

MM. MAIRET (*) . . . . Doyen
SARDA . . . . Assesseur

Professeurs

Clinique médicale . . . . MM.	GRASSET (*)
Clinique chirurgicale	TEDENAT.
Thérapeutique et matière médicale	HAMELIN (*)
Clinique médicale	CARRIEU.
Clinique des maladies mentales et nerv.	MAIRET (*)
Physique médicale	IMBERT.
Botanique et hist. nat. méd	GRANEL.
Clinique chirurgicale	FORGUE (*)
Clinique ophtalmologique	TRUC (*).
Chimie médicale	VILLE.
Physiologie	HEDON.
Histologie	VIALLETON.
Pathologie interne	DUCAMP.
Anatomie	GILIS.
Opérations et appareils	ESTOR.
Microbiologie	RODET.
Médecine légale et toxicologie	SARDA.
Clinique des maladies des enfants	BAUMEL.
Anatomie pathologique	BOSC.
Hygiène	BERTIN-SANS.
Clinique obstétricale	VALLOIS.

Professeurs adjoints : MM. RAUZIER, DE ROUVILLE
Doyen honoraire : M. VIALLETON.
Professeurs honoraires :
MM. E. BERTIN-SANS (*), GRYNFELT
M. H. GOT, *Secrétaire honoraire*

Chargés de Cours complémentaires

Clinique ann. des mal. syphil. et cutanées MM.	VEDEL, agrégé.
Clinique annexe des mal. des vieillards. .	RAUZIER, prof. adjoint
Pathologie externe	SOUBEIRAN, agrégé
Pathologie générale	N...
Clinique gynécologique	DE ROUVILLE, prof. adj.
Accouchements	PUECH, agrégé lib.
Clinique des maladies des voies urinaires	JEANBRAU, agr.
Clinique d'oto-rhino-laryngologie	MOURET, agr. libre.

Agrégés en exercice

MM. GALAVIELLE	MM. JEANBRAU	MM. GAGNIERE
RAYMOND (*)	POUJOL	GRYNFELT Ed.
VIRES	SOUBEIRAN	LAPEYRE
VEDEL	GUERIN	

M. IZARD, *secrétaire.*

Examinateurs de la Thèse

MM. DE ROUVILLE, *président*,	MM. SOUBEIRAN, *agrégé*.
TEDENAT, *professeur.*	VIRES, *agrégé.*

A MON PÈRE ET A MA MÈRE

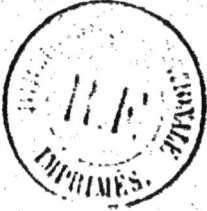

Témoignage de sincère affection et de profonde reconnaissance.

A LA MÉMOIRE DE MON ONCLE MATERNEL

A MES PARENTS

A MES AMIS

P. CANTIER.

A MONSIEUR LE DOCTEUR TÉDENAT

PROFESSEUR DE CLISIQUE CHIRURGICALE

À MON PRÉSIDENT DE THÈSE

MONSIEUR LE DOCTEUR DE ROUVILLE

PROFESSEUR DE CLINIQUE GYNÉCOLOGIQUE

P. CANTIER.

A Monsieur le Professeur Agrégé VIRES

A Monsieur le Professeur Agrégé SOUBEYRAN

P. CANTIER.

A MONSIEUR LE DOCTEUR SABARTHEZ

MÉDECIN EN CHEF DE L'HÔPITAL CIVIL DE PERPIGNAN

A MONSIEUR LE DOCTEUR DE LAMER

MÉDECIN EN CHEF A L'HÔPITAL CIVIL DE PERPIGNAN

A MONSIEUR LE DOCTEUR MASSOT

MÉDECIN EN CHEF A L'HÔPITAL CIVIL DE PERPIGNAN

P. CANTIER.

INTRODUCTION

Durant les vacances dernières entrait dans le service de gynécologie de notre maître M. le Professeur de Rouville, une femme âgée de 55 ans atteinte d'épithélioma végétant du col de l'utérus ; des métrorrhagies très abondantes, de durée variable, apparues depuis quatre mois, amenaient cette femme à l'hôpital.

M. le Professeur de Rouville, après un examen attentif de la malade, constata l'inopérabilité de la tumeur : l'utérus était en effet immobilisé, ce qui constitue une contre-indication de l'opération. Un traitement palliatif fut donc simplement institué, et le 15 octobre un curettage des fongosités néoplasiques fut pratiqué. Durant une douzaine de jours les hémorragies s'arrêtèrent, puis reparurent aussi abondantes et aussi tenaces que par le passé. Notre maître tenta alors un procédé qui lui avait pleinement réussi dans un cas analogue : il procéda à la ligature des deux hypogastriques par la voie souspéritonéale.

Le succès de l'opération fut complet et la malade, sortie peu de temps après de l'hôpital, ne vit plus reparaître ses métrorrhagies jusqu'à sa mort qui se produisit cinq mois plus tard.

Le bon résultat obtenu par M. le Professeur de Rouville nous a engagé à revenir sur un procédé qui est à peu près laissé de côté à l'heure actuelle.

Nous nous sommes aidé dans ce travail du mémoire publié

VIII

par MM. de Rouville et Martin en octobre et novembre 1904 dans les « Archives provinciales de chirurgie »; nous lu' empruntons notamment les nombreux faits qui y sont publiés, n'ayant pu nous-même nous procurer que très peu d'observations récentes.

Nous nous efforçons de démontrer que le procédé des ligatures artérielles mérite d'être placé à côté de ceux qu'on emploie dans le traitement palliatif du cancer de l'utérus.

Il est des cas où il constitue le seul moyen dont puisse user le chirurgien pour essayer d'arrêter des hémorragies rebelles.

Nous avons divisé notre travail en quatre parties :

Dans la première, nous traçons l'historique de la question.

Dans un second chapitre, après avoir donné les notions d'anatomie essentielles pour pratiquer les ligatures, nous décrivons la technique opératoire des procédés qui ont été employés.

En troisième lieu, nous constatons les résultats obtenus.

Dans une quatrième et dernière partie, nous essayons de donner les indications de la méthode « des ligatures artérielles dans les cancers inopérables de l'utérus ».

DES
LIGATURES ARTÉRIELLES

DANS LES

CANCERS INOPÉRABLES DE L'UTÉRUS

CHAPITRE PREMIER

HISTORIQUE

L'idée de tenter l'atrophie d'une tumeur par des ligatures artérielles, de façon à « l'affamer », devait se présenter tout naturellement à l'esprit : les néoplasmes vivent dans l'organisme de la même façon que les tissus sains en recevant comme ces derniers, par les mêmes voies, les mêmes matériaux de nutrition.

Aussi la méthode atrophiante appliquée aux tumeurs a-t-elle dans l'histoire de la médecine une origine fort ancienne ; c'est Johan Muys qui en 1626 conseilla d'utiliser la pratique des vétérinaires « qui coupent les artères se rendant aux tumeurs strumeuses ». Harvey (1651) entrevit les conséquences que pouvait avoir la ligature des vaisseaux afférents pour modifier l'évolution des néoplasmes ; le premier il l'appliqua chez l'homme et sa méthode fut longtemps connue sous le nom de

« méthode de Harvey ». Le processus pathologique du ramollissement cérébral par oblitération embolique ou thrombosique artérielle, le mode général de la production de la gangrène des membres, le traitement des anévrismes par ligature des vaisseaux afférents devaient conduire les chirurgiens au processus atrophique des néoplasmes en supprimant l'arrivée du sang artériel.

Plus tard, au commencement du siècle dernier, Maunoir, Travers, Dalsy, puis ensuite Mirault, Maisonneuve, Jobert de Lamballe, Paul Broca père essayèrent les ligatures atrophiantes pour des néoplasmes des diverses régions de la face ; Nagel, en Allemagne, pratiqua aussi cette méthode : les tumeurs de l'orbite, de la langue, de la parotide furent traitées de cette façon ; les bons résultats étaient rares, car l'infection tuait la plupart des malades ; aussi les ligatures atrophiantes tombèrent-elles dans le discrédit en compagnie d'ailleurs de bien d'autres procédés opératoires qui ne devaient revoir le jour qu'avec l'arrivée de la période antiseptique.

Ce ne fut que lorsque la propreté opératoire fut connue, les nouveaux modes de pansement appliqués, que Baumgartner le premier lia les vaisseaux artériels dans les cas de cancers de l'utérus inopérables ; dans un travail écrit en 1888 il nous apprend qu'il lie les utérines par le vagin ; s'il y a impossibilité, il se contente de sectionner ces artères et de les pincer ; si le vagin est impraticable, il pose la ligature à la naissance des utérines sur les hypogastriques ; mais il ne donne aucun détail sur sa technique.

En 1893, Krug apporte des faits personnels de ligature des artères utérines. Peu de temps après, accidentellement, Kelly eut l'idée de pratiquer la ligature de l'hypogastrique pour cancer ; au cours d'une hystérectomie abdominale qu'il tentait, une hémorragie formidable le déborda ; il ne put la maîtriser qu'en liant les deux iliaques internes ; l'hémostase fut obtenue, mais en même temps l'évolution du néoplasme utérin parut arrêtée. Kelly avait ainsi obtenu un résultat peu prévu qui devait faire naître des espérances, bien vite évanouies d'ailleurs.

Pryor, de New-York, en 1897 tenta de propos délibéré la ligature transpéritonéale des deux hypogastriques, pour récidive de cancer utérin, primitivement enlevé par une hystérectomie vaginale.

Polk préconisa également la ligature du tronc antérieur, viscéral, de l'hypogastrique dans les cas d'épithélioma utérin. Les observations de Kelly, de Pryor, de Polk paraissaient tellement concluantes qu'elles devaient plus tard suggérer l'emploi de la même méthode pour tenter l'atrophie des fibromes de l'utérus.

Au Congrès de chirurgie de Paris de 1897, Tuffier conseille les ligatures atrophiantes dans les néoplasmes inopérables de l'utérus ; puis successivement Roux de Lausanne, Morestin, Jonnesco, Ivanow publient des observations plus ou moins concluantes.

Mais c'est surtout de 1897 à 1900 que, dans une série de publications, Hartmann et Fredet essayent de donner à la question des ligatures toute son ampleur ; ils vérifient, critiquent les procédés antérieurs, se livrent à des recherches anatomiques importantes et appliquent des procédés simples et commodes : c'est ainsi qu'à la Société de chirurgie de Paris, en février 1898, ils montrent une série de pièces provenant de malades opérées par eux pour cancer ; ils concluent au point de vue de l'hémostase que la ligature de l'utérine est supérieure à celle de l'iliaque interne. Peu de temps après, Fredet fait une communication sur la ligature de l'artère utérine, à son origine au devant de l'uretère, dans la fossette ovarienne, par le procédé que Rumpf avait imaginé ; Hartmann le premier en 1897 l'avait appliqué dans un but d'hémostase atrophiante; avec Fredet il en règle la technique d'après les enseignements de Farabeuf. En avril 1898 les mêmes auteurs font paraître deux articles importants et publient leurs observations portant sur trois cas de cancer de l'utérus inopérables; ils concluent pour la seconde fois que la ligature de l'utérine est supérieure à celle du tronc de l'hypogastrique; quant à l'évolution de la tumeur, sa marche ne leur paraît pas modifiée; les seuls résultats obtenus sont une diminution temporaire des hémorragies et des pertes fétides.

Fredet termine enfin ses travaux sur la question dans sa thèse inaugurale soutenue en 1899 et intitulée: « Recherches sur les artères de l'utérus ».

Les vues d'Hartmann et de Fredet n'ont reçu qu'un accueil réservé et circonspect à la Société de Chirurgie de Paris, n'ont eu qu'un écho limité dans la littérature scientifique et dans les congrès consécutifs. Pozzi, dans son « Traité de gynécologie » ne mentionne les ligatures atrophiantes que pour les condamner; Labadie-Lagrave et Legueu ne leur accordent qu'un jugement sommaire et très peu favorable. Le professeur Duplay, en juin 1900, fait une clinique sur le traitement des néoplasmes de l'utérus et passe les ligatures complètement sous silence. J. M. Baldy, de Philadelphie, rapporteur au Congrès d'Amsterdam tenu en avril 1899, n'y voit que la source d'échecs nombreux et les exécute sans phrases. A Paris, en août 1900, durant le Congrès international de médecine, si les ligatures atrophiantes ont été l'objet de quelques communications de la part de Gottschalk, de Goullioud et de Delagénière, elles n'ont été qu'un des petits côtés de la grande question de la chirurgie conservatrice mise à l'ordre du jour. Hartmann et Fredet eux-mêmes, en raison peut-être de leurs publications récentes, ont jugé inutile d'aller y soutenir leurs idées.

A la suite d'un succès remarquable obtenu par notre Maître,

M. le Professeur de Rouville, celui-ci publie avec J. Martin, son chef de clinique, un travail paru dans « les Archives Provinciales de Chirurgie » en octobre et novembre 1904. Dans la grande majorité des faits qu'il a réunis, M. de Rouville nous montre que si les ligatures atrophiantes ont un effet absolument nul sur l'évolution du cancer de l'utérus, elles n'en constituent pas moins un des bons traitements palliatifs qu'on puisse appliquer aux néoplasmes utérins.

Depuis la publication de notre maître aucun travail sérieux n'a paru sur ce sujet ; la méthode des ligatures atrophiantes semble être tombée dans l'oubli ; c'est à peine si nous trouvons dans ces dernières années un chirurgien russe Zykow qui se soit occupé de la question : il nous donne dans un article paru en 1905 dans la « Rous. Wratch » le résumé de cinq observations qui sont d'ailleurs absolument concluantes d'après lui.

La grande majorité des chirurgiens semble préférer aux ligatures artérielles le curettage du néoplasme suivi ou non de cautérisation ignée ; d'après eux ce dernier moyen constitue le seul traitement palliatif sérieux dans les cancers de l'utérus inopérables.

CHAPITRE II

L'utérus est un organe « à pédicules vasculaires » ; il reçoit des vaisseaux aisément isolables et Tuffier insiste à juste titre sur cette disposition anatomique qui permet l'application efficace des ligatures artérielles, du moins théoriquement.

Quatre artères arrivent à l'utérus : deux supérieures, les utéro-ovariennes ; deux inférieures, les utérines ; l'artère du ligament rond peut être passée sous silence vu son faible calibre.

Les artères tubo-ovariennes sont presque exclusivement destinées aux annexes ; elles fournissent quelques fins rameaux à l'ovaire et à l'utérus, puis s'anastomosent, chacune en particulier avec l'anse terminale des utérines correspondantes. L'artère utéro-ovarienne est importante à connaître dans son parcours de l'extrémité de la trompe au détroit supérieur ; un repli péritonéal la recouvre à cet endroit et le méso qu'il forme a été appelé par Henle « ligament infundibulo-pelvien » ; il est très facile de découvrir ce méso dont on liera l'artère à égale distance de l'ovaire et du détroit supérieur.

Le pédicule inférieur, irriguant l'utérus, est plus complexe ; dans le tissu conjonctif sous-péritonéal, on trouve l'artère utérine, les veines utérines, les vaisseaux du vagin, de la vessie, l'urétère ; la gaine hypogastrique enveloppe tout cela, isolant ainsi le pédicule, facile à séparer des organes voisins. Toute cette région a d'ailleurs été minutieusement décrite par Fredet dans sa thèse inaugurale. La gaine hypogastrique constitue pour l'utérus un puissant moyen de fixité, grâce au méso fibreux qu'elle forme depuis les parois pelviennes jusqu'aux viscères qu'arrosent les vaisseaux contenus dans son intérieur. « Simple et aplatie en arrière, cette gaine se dédouble en avant en deux lames secondaires, l'une renfermant les vaisseaux utérins (lame utéro-vaginale ou postérieure), l'autre renfermant les vaisseaux vésicaux (lame antérieure ou vésicale). Ces deux lames secondaires peuvent être séparées l'une de l'autre jusqu'au point où l'urétère pénètre dans la masse primitive : c'est cette séparation que réalise, dans le premier temps de l'hystérectomie vaginale, le doigt du chirurgien qui décolle vessie et urétères de la face antérieure de l'utérus et du vagin. » Il est facile de lier le pédicule utéro-vaginal sans ouvrir le péritoine car le bord supérieur de la gaine hypogastrique est libre dans le ligament large.

L'artère utérine naît de l'hypogastrique dans la fossette ovarienne ; celle-ci est très importante à bien délimiter car c'est à son niveau que l'on fait la ligature de l'artère utérine à son origine ; elle est comprise entre le bord libre ou supérieur du ligament large en avant (méso tubo-ovarien ou annexiel) et le bord libre ou supérieur de la gaine hypogastrique en arrière (méso urétéro-vasculo-utérin) ; elle a une forme ovalaire dont l'extrémité externe confine à la margelle du petit bassin, au point où vaisseaux tubo-ovariens et urétère se rencontrent, dont l'extrémité interne confine presque au bord de l'utérus, au point où les vaisseaux utérins avec la gaine hypogastrique pénètrent dans le ligament large proprement dit.

Quel est le trajet des artères hypogastriques et utérines, quels sont leurs rapports importants à connaître ? C'est près du bord inférieur de la cinquième lombaire et à 3 ou 4 centimètres de la ligne médiane que l'hypogastrique naît de l'iliaque interne; elle plonge dans le bassin verticalement d'abord, atteint le détroit supérieur et passe dans le petit bassin où elle s'épanouit en donnant ses branches pariétales et viscérales; nous avons donc une portion extra-pelvienne qui n'émet aucune collatérale et un segment terminal intra-pelvien d'où partent les branches terminales. C'est donc la partie extra-pelvienne de l'hypogastrique qu'il faudra atteindre pour placer la ligature de façon « à interrompre toute circulation collatérale établie par de nombreuses anastomoses entre les différentes branches de l'iliaque interne »; cette portion ligaturable de l'artère a 3 centimètres de longueur environ; elle peut descendre jusqu'à 15 millimètres, mais il est même alors possible de placer une ligature.

L'urétère croise ordinairement l'hypogastrique assez bas pour lier sans léser le conduit urinaire; celui-ci se laisse d'ailleurs décoller et entraîner avec la séreuse.

La racine du mésocôlon iléo-pelvien se trouve généralement en dehors des vaisseaux iliaques; il peut cependant arriver qu'elle croise ces vaisseaux; la ligature de l'hypogastrique est alors plus difficile car c'est à travers les deux feuillets incisés du mésocôlon qu'il faut aller la placer.

L'artère utérine chez la femme adulte est l'unique artère de l'utérus; il y a cependant quelques exceptions qui répondent au type classique anciennement décrit; l'ancienne utéro-ovarienne ne donne rien à l'utérus normalement; c'est l'opinion de Nagel, Poirier, Fredet etc... La ligature de l'utérine doit donc « abstraction faite du retour du sang par voie anastomotique, assécher l'utérus tout entier » (Fredet). « L'artère émet, à deux centimètres environ du col utérin, les branches cervico-vaginales longues et vésicales longues, que leur volume parfois considérable, peut aisément faire prendre pour le tronc principal; elle se dirige ensuite en haut, et remonte, très flexueuse, parallèlement au bord de l'utérus; au niveau

de la corne utérine, elle se divise en deux branches terminales,
la branche utérine longue, qui arrose la corne et le fond de
l'utérus, et une branche annexielle, divisée à son tour en deux
branches secondaires, dont l'une va s'anastomoser avec la
tubo-ovarienne, tandis que l'autre va se terminer sous la
trompe. » Dans son trajet juxta-utérin l'artère envoie des branches à la face antérieure et postérieure de l'organe ; ces rami-
fications s'anastomosent avec celles données par l'utérine du
côté opposé. Les artères vaginales et tubo-ovariennes, par leurs
communications avec les utérines, rendent inefficace la ligature de ces deux dernières pour assécher complètement l'utérus. Pour arriver à un résultat convenable il faut lier les
utérines à leur origine ou bien la gaine hypogastrique en
masse.

A son origine, l'utérine a la fossette ovarienne comme point
de repère ; elle y est recouverte par le péritoine et se trouve à
3 centimètres au moins au-dessous du détroit supérieur ; l'urétère est derrière elle ; c'est un cordon dur, saillant, jaunâtre,
facile à reconnaître.

C'est par la voie vaginale qu'on fait la ligature en masse de
l'artère hypogastrique ; l'urétère est ici invisible et constitue
la difficulté de l'opération ; on l'évitera cependant si, une fois
le cul-de-sac latéral du vagin incisé, l'index de l'opérateur intro-
duit dans le ligament large va isoler l'une de l'autre les deux
lames de la gaine hypogastrique ; on mettra l'urétère à l'abri
du danger en portant en avant la lame urétéro-vésicale.

Voilà résumées les notions anatomiques indispensables pour
pratiquer « les ligatures artérielles dans les cancers inopérables de l'utérus ». Les observations que nous rapportons
nous montrent que ces ligatures ont varié avec les opérateurs ;
tantôt ce sont les seules utérines ou les seules hypogastriques
qui sont le but de l'intervention ; dans d'autres cas les ligatures ont été complexes et ont porté sur plusieurs artères.

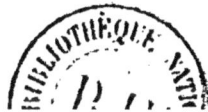

2

LIGATURE DES UTÉRINES. — Elle a été pratiquée par Baumgartner, Hartmann et Fredet, Krug et Dorsett.

Par voie vaginale. — L'intervention est inoffensive sur un sujet sain ; elle offre beaucoup de chance d'efficacité pratiquée suivant la technique dont nous avons indiqué les grandes lignes. Mais dans les cas de cancers inopérables, ce procédé doit être le plus souvent laissé de côté à cause de l'infiltration néoplasique des ligaments larges qui se produit dans la plupart des cas; la ligature vaginale des utérines n'offre alors aucune chance de succès.

Par voie transpéritonéale. — On peut atteindre l'artère dans la fossette ovarienne ou à travers le ligament large. Nous résumons ici la technique opératoire qu'on trouvera minutieusement décrite dans la thèse de Dartigues ; le Professeur de Rouville nous en donne d'ailleurs un aperçu très net dans son travail.

Dans la fossette ovarienne l'utérine sera aisément atteinte par le procédé de Rumpf-Hartmann-Fredet. Il faut éviter de léser l'urétère dont nous avons plus haut indiqué les rapports avec l'utérine. La malade est placée en position de Trendelenburg ; on fait une laparotomie médiane sous-ombilicale large ; l'ovaire est porté en haut et en avant; on reconnaît la saillie de l'urétère en arrière et en dehors de la fossette ovarienne ; on incise le péritoine sur une longueur de 3 à 4 centimètres aussi bas que possible et au-devant de ce canal et parallèlement à lui : on décolle la lèvre antérieure de l'incision péritonéale et on tombe sur deux artères, l'ombilicale et l'utérine; on lie isolément les deux vaisseaux. Fredet a prouvé avec des pièces nécropsiques à l'appui que la ligature des deux utérines suivant ce procédé était insuffisante : le sang revient à l'utérus par les vaginales, les tubo-ovariennes, les artères du ligament rond.

Quand la fossette ovarienne est couverte d'adhérences, si

— 19 —

elle est réduite dans ses dimensions, l'artère utérine est très rapprochée du ligament large, et Fredet préfère à la technique précédente le procédé que Dartigues décrit sous le nom de « Procédé d'Altuchoff-Sneguroff » ; Hartmann s'en est d'ailleurs servi dans un cas de cancer inopérable. « Le ventre est ouvert par laparotomie médiane ; on attire la trompe en haut et le ligament rond en avant ; on incise dans une étendue de 3 centimètres le feuillet antérieur du ligament large, immédiatement en arrière du ligament rond et parallèlement à lui ; on dissocie avec un instrument mousse le tissu cellulaire du ligament large ainsi mis à nu en ayant soin de raser le feuillet antérieur de ce ligament ; l'urètère ne court aucun risque ; il est resté au-dessous et en arrière de l'artère utérine qu'on découvre à 12 ou 15 millimètres de profondeur.

LIGATURE DES HYPOGASTRIQUES. —Nous ne dirons qu'un mot du procédé transpéritonéal qu'ont employé Pryor, Goullioud, Roux, Kelly et plus récemment Zykow. On fait une laparotomie médiane en Trendelenburg et on recherche l'hypogastrique à son origine au point que nous avons signalé plus haut ; la veine et l'urètère sont tout proches et constituent le danger ; on lie l'artère le plus près possible de son origine ; le mésocôlon iléo-pelvien par son insertion anormale peut venir légèrement modifier la technique ordinairement employée.

Procédé sous-péritonéal. — C'est celui qui a été employé avec succès pendant deux fois par le professeur de Rouville ; la malade dont nous rapportons l'observation, a vu, grâce à lui, disparaître ses hémorragies d'une façon complète et définitive jusqu'au jour de sa mort.

Ce procédé était utilisé depuis longtemps pour le traitement des anévrismes fessiers, à une époque où l'on avait l'appréhension, et pour cause, d'ouvrir le péritoine. La technique en est simple : on fait une incision curviligne de 12 centim. de

long environ ; on attaque la peau à 3 centim. en dehors du
pubis, au-dessus et près de l'arcade crurale ; on va d'abord
parallèlement à celle-ci, puis l'incision doit passer à trois travers de doigt de l'épine iliaque antéro-supérieure pour finir
perpendiculairement à l'arcade ; cette incision n'est autre que
celle de Marcellin Duval. Quand on est arrivé au péritoine après
avoir fait une hémostase soignée, on fera bien de placer la
malade en Trendelenburg : la recherche de l'artère sera ainsi
facilitée par le retrait de la masse intestinale vers le dia-
phragme. L'index de l'opérateur suffira pour décoller le péritoine de la face profonde de la paroi abdominale et de la fosse
iliaque ; on écarte le tissu cellulaire en suivant la face supérieure de l'iliaque externe ; on refoule les vaisseaux génitaux
et l'uretère qui suivent facilement la séreuse péritonéale ; c'est
ainsi qu'on arrive à l'hypogastrique maintenue isolée par un
écarteur métallique ; la gaine celluleuse de l'artère est fendue
au niveau de la bifurcation iliaque ; on lie l'hypogastrique à
2 centim. environ de son origine. Pendant qu'on serre la ligature on doit particulièrement surveiller l'anesthésie : une syncope respiratoire peut en effet se produire ; dans l'observation
de Pryor, que nous citons, l'arrêt de la respiration se produisit
deux fois, pendant la ligature de chaque iliaque ; est-ce là un
phénomène d'ordre réflexe ou plutôt un accident dû à la suppression brusque du torrent circulatoire dans un gros tronc
artériel ?

La voie transpéritonéale est ordinairement préférée par les
chirurgiens pour lier l'hypogastrique ; les raisons qu'ils donnent ne sont pas sans valeur, en effet : une seule incision de
l'abdomen suffit et permet la ligature bilatérale de l'artère ;
l'acte opératoire est moins long, on a plus de jour. Le procédé
sous-péritonéal, au contraire, expose davantage aux éventra-
tions ; on peut ouvrir le canal inguinal et effondrer sa paroi

postérieure ; un décollement trop étendu du péritoine pariétal peut se produire

Tous ces griefs que l'on fait à ce dernier procédé auraient certes une grande valeur s'ils ne constituaient pas des accidents relativement lointains de l'intervention. Il ne faut pas oublier que nous nous occupons ici d'une catégorie de malades bien spéciale : les femmes dont il s'agit sont abandonnées du chirurgien qui ne s'occupe d'elles que pour essayer de prolonger leur existence, d'atténuer, dans la mesure du possible, les souffrances physiques et morales qui accompagnent leurs derniers jours.

L'intervention péritonéale offre un danger immédiat bien plus sérieux chez des malades souvent anémiées par de fréquentes hémorragies et chez lesquelles on est en droit de mettre en doute l'intégrité des organes et du cœur en particulier. Il nous semble donc que devant de tels sujets la voie sous-péritonéale doit être choisie de préférence.

Parmi les observations que nous citons nous trouvons que des ligatures complexes ont été souvent essayées : Hartmann lie les deux utérines et les deux utéro-ovariennes ; dans un autre cas, il porte son intervention sur les deux utérines, les deux utéro-ovariennes, les deux ligaments ronds ; chez sa troisième malade, c'est sur les deux utéro-ovariennes, l'utérine droite, les deux ligaments ronds que sont placées les ligatures.

Tuffier, Ivanow, Morestin, Jonnesco, Zykow associent eux aussi de diverses façons les ligatures précédemment décrites.

Tuffier est le seul qui avoue avoir eu dans un cas des difficultés à lier l'utérine gauche ; il dut renoncer à la ligature de l'utérine droite.

CHAPITRE III

Le Professeur de Rouville nous dit dans son travail paru en 1904 : « Un fait ressort des observations que nous avons rassemblées : quel qu'ait été le procédé de ligature employé, que l'on ait fait des ligatures uniques ou multiples, associées ou non à une action directe sur le néoplasme (curettage, cautérisations...), jamais on n'a obtenu la guérison du cancer ; et l'on peut dire qu'à l'heure actuelle la valeur des ligatures artérielles dans le cancer de l'utérus est jugée, au point de vue curatif. » Nous n'insisterons pas sur cette opinion qui aujourd'hui est partagée par tout le monde ; si l'on peut guérir le cancer où qu'il se trouve, ce n'est que par l'extirpation large et surtout précoce de la tumeur.

Une autre idée se dégage à la lecture des observations que nous reproduisons : c'est la diversité des résultats obtenus à la suite des interventions ; nous verrons chez une malade la ligature des hypogastriques arrêter les hémorragies pendant une période relativement longue, tandis que chez un autre sujet le résultat se traduira par une amélioration tout à fait éphémère : à moins que dans un troisième cas on ne croie découvrir une atrophie sensible à la tumeur. Que les ligatures portent sur les utérines seules ou qu'on les associe à celles d'autres artères, les résultats obtenus sont presque toujours différents.

Trois chirurgiens semblent cependant avoir obtenu des résultats satisfaisants et homogènes si l'on peut ainsi dire ; nous voulons parler de Jonnesco, d'Ivanow, de Zykow. Le premier nous dit avoir traité huit cas de cancers inopérables par des ligatures complexes ; résultats : suppression des hémorragies, des écoulements, élimination spontanée des produits néoplasiques et amélioration de l'état général pendant 6 et 10 mois.

Ivanow a lui aussi traité cinq cancers inopérables par des ligatures portant sur les ligaments ronds, les utérines et utéro-ovariennes et les hypogastriques. Résultats très satisfaisants dans tous ces cas, nous dit l'auteur.

Quant à Zykow, il fait paraître en 1905 un article dans la « Rous-Wratch » où il nous donne le résultat de ligatures atrophiantes faites suivant Jonnesco ; résultat : diminution notable de la douleur ; suppression des hémorragies ; diminution des pertes fétides ; accroissement plus lent du néoplasme ; amélioration marquée de l'état général ; l'auteur ajoute : « les malades finissent par ne plus avoir besoin de soins cliniques et leur aspect tranche nettement à côté des sujets chez lesquels on n'a pas pratiqué de ligatures ».

Si on compare aux résultats obtenus par ces trois chirurgiens ceux que nous donnent les autres auteurs, on est frappé du peu de succès qu'ont obtenu ces derniers ; les ligatures ont cependant été faites suivant des procédés analogues ; Tuffier, Hartmann et Fredet ont eux aussi pratiqué des ligatures complexes, mais la survie des malades n'a jamais atteint 6 et 10 mois, tout au moins dans les conditions de santé et de bien-être relatifs qu'ont connu les sujets des chirurgiens russes. Ceux-ci auraient-ils traité comme inopérables des cancers que d'autres opérateurs auraient essayé d'extirper ? Cela expliquerait peut-être la longue survie et les bons résultats obtenus.

Quoi qu'il en soit, il est un fait bien digne de remarque qui ressort de la lecture des observations citées, nous dit notre maître M. de Rouville : « Les cas sont rares de ligatures ayant donné un résultat nul. Sur treize observations d'hémorragies, il y a un résultat négatif ; sur six observations de pertes fétides, les ligatures ont également échoué une fois ; enfin sur six malades présentant des douleurs, deux ont continué à souffrir après l'intervention. Dans toutes les autres observations les femmes ont retiré un bénéfice de l'opération : bénéfice très variable, il est vrai, mais toujours incontestable. »

Hémorragies. — Ce sont surtout les hémorragies qui paraissent en général bénéficier de la méthode des ligatures ; cela est naturel et théoriquement les résultats devraient être encore bien meilleurs puisque l'utérus est un organe à « pédicules vasculaires » facilement isolables. La malade dont nous citons l'observation a vu ses pertes disparaître complètement jusqu'au moment de sa mort : opérée le 1ᵉʳ novembre 1906, elle est décédée le 9 mars de l'année suivante ; durant les quatre mois et demi qui ont suivi l'intervention, les métrorrhagies abondantes qui l'avaient décidée à rentrer à l'hôpital avaient complètement cessé et la malade aurait espéré la guérison si les douleurs n'avaient continué aussi tenaces et aussi violentes qu'avant l'opération. Une intervention encore plus heureuse du professeur de Rouville a permis à une de ses opérées de vivre un an dans les mêmes conditions que la malade de notre observation. Mais les cas obtenus par les chirurgiens n'ont pas toujours été aussi heureux, et Fredet, rendant compte d'une autopsie de la troisième opérée d'Hartmann, a pu dire : « La ligature de l'iliaque interne a eu un résultat absolument nul ; bien que liée à son origine, ses branches et l'utérine en particulier sont parfaitement injectées. Le sang revenait par les artères de la fesse ; la fessière, l'ischiatique, la honteuse interne présentaient un développement remarquable.... » Serait-ce là une conséquence des anomalies très fréquentes des branches collatérales des artères iliaques ? C'est l'opinion de Delagénière. Quoi qu'il en soit, à côté de quelques résultats médiocres fournis par deux observations d'Hartmann et Fredet, une de Morestin, de Goullioud, de Tuffier, nous ne trouvons qu'un résultat franchement mauvais relaté dans une observation de Tuffier.

Un point est à retenir, comme le fait remarquer de Rouville : « Il n'y a pas de rapport direct entre la variété d'intervention pratiquée et le résultat obtenu » ; les ligatures complexes n'ont parfois rien donné quand la ligature des simples hypogastriques a suffi pour arrêter toute hémorragie.

Nous ne devons pas en somme oublier que les ligatures artérielles ont donné des résultats qui valent la peine d'être cités : nous n'avons pas certes là un moyen infaillible contre les métrorrhagies; mais que valent les autres procédés palliatifs?

Pertes fétides. — Les résultats obtenus pour les écoulements sanieux ont été sensiblement inférieurs aux précédents ; notre malade n'a obtenu aucune amélioration à ce sujet ; les pertes ont toujours été aussi fétides, aussi irritantes malgré la ligature des deux hypogastriques. Un cas de Tuffier seulement vaut la peine d'être retenu : chez sa malade, après ligature des deux utérines et des deux utéro-ovariennes, les pertes ont complètement cessé ; dix-huit mois après l'intervention, le résultat est aussi bon et ce n'est que quelque temps avant la mort du sujet qu'apparaissent quelques pertes rouges insignifiantes. Un cas de Baumgartner parut aussi avoir donné de bons résultats, mais malheureusement la malade fut rapidement perdue de vue.

Douleurs. — Aucun effet durable n'a été obtenu ici ; on constate une amélioration de trois mois, de dix-huit mois même chez une malade de Tuffier, mais les douleurs reparaissent toujours ; chez les deux opérées du professeur de Rouville le résultat a été absolument nul, et il faut avouer que pour lutter contre les souffrances atroces des cancéreux les ligatures artérielles paraissent fournir un moyen bien peu efficace.

CHAPITRE IV

Devant tous ces résultats incertains et parfois contradictoi-
res obtenus par « les ligatures artérielles dans le cancer inopérable de l'utérus »; que devons-nous penser d'un procédé
sur lequel on fonda à un moment donné de si belles espérances? Il est certain que les illusions de la première heure se
sont évanouies : « au lendemain de la publication des faits de
Baumgartner (1888), de Kelly (1894), de Pryor (1897), de
Tuffier (1897), on a pu pendant quelques instants entrevoir la
cure possible du mal inexorable » ; mais à l'heure actuelle,
comme nous le disons plus haut, la question est jugée au
point de vue curatif. A la lecture de certaines des observations
que nous rapportons, on pourrait croire à une action atrophiante des ligatures artérielles, ou tout au moins à un ralen-
tissement consécutif dans l'évolution du néoplasme ; arrêt de
développement, régression néoplasique, nous ne pensons pas
que la méthode des ligatures puisse prétendre à ce but ; la
grande majorité des faits que nous citons nous force à assigner
aux ligatures artérielles un rôle bien plus modeste : c'est
parmi les traitements palliatifs des cancers inopérables que
nous les classerons suivant l'opinion de notre maître, le professeur de Rouville. Depuis le Congrès international de Médecine de Paris qui a eu lieu en 1900, la question des ligatures
paraît rallier contre elle la grande majorité des chirurgiens.

N'aurait-on pas oublié que son but est tout à fait modeste et
que si cette méthode a des défaillances, les autres procédés
palliatifs ont aussi les leurs? Le traitement des néoplasmes
utérins par les ligatures a donné certains résultats durables,
il ne faut pas l'oublier; souvent il a procuré une lueur d'espoir à des malades se sentant irrémédiablement perdues; les
souffrances des derniers jours ont été parfois atténuées; ces
résultats ne sont-ils pas suffisants pour accorder « droit de
cité » à cette méthode, au milieu des autres traitements palliatifs du cancer; un procédé de plus est-il nuisible pour lutter
contre un mal dont on ne s'aperçoit souvent que pour en
constater l'incurabilité?

Nous savons, en effet, que les cancers de l'utérus se présentant inopérables à l'observation sont d'une fréquence
extrême; de Rouville, dans son travail, cite quelques statisti-
ques absolument suggestives : « Dührssen, en Allemagne, dit
que sur 25.000 femmes qui meurent tous les ans du cancer
utérin, 10 à 20 0/0 seulement sont opérées, et le tiers à peine
de ces dernières l'est dans de bonnes conditions opératoires.
Kroom dit que, sur 260 malades, 15 seulement étaient justiciables d'une opération radicale et toutes les 15 sont mortes
de récidive, la première année de l'opération! » Il faut donc
savoir borner son action quand les circonstances l'exigent,
c'est-à-dire bien souvent. Ceux qui, comme Wertheim, ne déci-
dent de l'opération qu'après laparotomie, ne pourraient-ils pas
essayer la méthode des ligatures lorsqu'ils s'aperçoivent que
la tumeur est inopérable? Kelly obtint un excellent résultat
dans des circonstances à peu près analogues.

Nous disions précédemment que les procédés palliatifs en
usage avaient eux aussi leurs insuccès; ne pourrait-on pas dans
les cas malheureux les faire suivre de la méthode des ligatures?

Il est incontestable que, chez une malade dont le symptôme

dominant est la douleur on ne doit guère penser à lier les
artères de l'utérus ; le curettage lui-même, qui constitue
cependant un traitement palliatif énergique du cancer inopérable, semble donner encore moins de résultats que les ligatures
artérielles quand il s'agit de soulager les souffrances atroces
des malades : la curette ou le fer rouge ne peuvent rien en
effet contre l'envahissement néoplasique du tissu celluleux
pelvien et contre la compression des nerfs du plexus sacré
par les masses cancéreuses. Il est certain qu'il faudra laisser
ici la place aux moyens médicaux et rien ne remplacera la
morphine, au moins au début ; peut-être faudra-t-il ensuite la
remplacer par l'antipyrine, le chloral, la belladone en suppo-
sitoires ; on pourra même essayer comme moyen chirurgical
la dilatation anale suivant les conseils de Poncet et de Jabou-
lay, mais les ligatures artérielles devront être complétement
laissées de côté.

Il n'en sera pas de même dans le traitement des hémorragies ; ici le procédé des ligatures vient prendre une place importante et peut dans certains cas constituer l'unique moyen
pour arrêter des métrorrhagies rebelles. Quelles sont en effet
les ressources du chirurgien pour lutter contre celles-ci ?

Nous ne parlerons pas des moyens médicaux employés ; ce
ne sont que des procédés de pis-aller : les injections vaginales chaudes, les solutions d'antipyrine, l'adrénaline, l'eau oxy-
génée ne donneront jamais des résultats durables. Il faudra
recourir aux moyens chirurgicaux, à celui qui est considéré
aujourd'hui comme le seul traitement palliatif sérieux des cancers inopérables : nous voulons parler du curettage suivi ou
non de la cautérisation ignée.

Ce n'est pas sans raison que ce procédé jouit d'une grande
faveur ; il a certes fait ses preuves, et plus d'une malade lui
doit une amélioration réelle de sa santé, parfois une lueur
d'espoir, quelquefois une prolongation d'existence. Champion

et Mᵉᵉ Kantzel ont chacun consacré leur thèse à ce mode de
traitement; nous ne discuterons pas son efficacité; nous
essayerons simplement de prouver qu'avec le procédé des ligatures ils répondent parfois à des formes différentes de cancers; ne pourrait-on pas les associer dans certains cas et
cela pour le plus grand bien des malades?

Lorsqu'on se trouve en présence d'un épithélioma du col à
forme végétante (ce qui est la forme classique), le curettage
suivi de cautérisation donnera d'excellents effets, dans la
grande majorité des cas; les masses bourgeonnantes, molas-
ses, fongueuses, s'effritent et saignent avec la plus grande
facilité; ce sont ces gros champignons qui donnent surtout
lieu aux hémorragies profuses et aux écoulements ichoreux
fétides. L'abrasion de ces tumeurs fera disparaître momenta-
nément ces symptômes; elle sera facilitée par la base dure
sur laquelle reposent habituellement ces fongosités. La cautérisation ignée, une fois le curettage opéré, achèvera de détruire
cette infiltration néoplasique et cautérisera les vaisseaux néo-
formés, points de départ de l'hémorragie; le résultat sera bon
dans la grande majorité des cas, et on constatera en même
temps la disparition des écoulements fétides: l'anémie et
l'intoxication progressive du sujet seront enrayées, mais
pour un temps limité; et on verra réapparaître les végéta-
tions en « chou fleur » source des pertes de sang et des
écoulements fétides. Dans ce cas, la plupart des chirurgiens recommencent le curettage jusqu'à nouvelle indication.
Ne serait-ce pas alors le moment de tenter le procédé des
ligatures artérielles? Dans le cas que nous citons, le professeur de Rouville agit de cette façon; après un curettage dont
les bons effets se firent sentir pendant douze jours, la malade
se remit à perdre du sang; la ligature de deux hypogastriques
arrêta définitivement les métrorrhagies. On pourrait d'ailleurs

combiner dans les cas de récidive le curettage avec les ligatures.

Tous les cancers de l'utérus sont loin d'être justiciables du
curettage suivi de cautérisation ignée, cette méthode ne sau-
rait être de mise contre la forme interstitielle ou nodulaire ;
que ferait la curette contre des cols d'une dureté ligneuse ? Il
en est de même des néoplasmes à forme ulcéreuse ; le col est
ici évidé, d'aspect volcanique pour ainsi dire, l'intervention
ne donnera rien, car le processus malin a plutôt une tendance
rongeante que proliférante.

Lorsque le cancer du col, à quelque catégorie qu'il appar-
tienne, est arrivé à une période d'envahissement trop prononcé, il est dangereux de se servir de la curette ; lorsque
les fongosités cancéreuses ont envahi sur une trop grande
étendue les parois vaginales et qu'elles menacent les parois
rectales ou vésicales, la curette devient un danger dans les
mains de l'opérateur ; il ne peut plus contrôler son action ;
elle s'enfonce avec la plus grande facilité au milieu des masses
bourgeonnantes et sans que le chirurgien en ait été averti par
une sensation de résistance, la curette peut perforer le cul-de-
sac de Douglas, arriver dans le rectum et même la vessie.

Dans tous ces cas où le curettage est absolument contre-
indiqué, n'est-on pas en droit de demander à la méthode des
ligatures ce qu'elle seule peut essayer d'obtenir sans danger
sérieux pour la malade ? La ligature des deux hypogastriques,
par exemple, peut être supportée par des sujets, même dans
un état de cachexie assez avancée, à condition d'opérer par la
voie sous-péritonéale. Le résultat sera peut-être nul, mais du
moins le chirurgien aura-t-il conscience d'avoir épuisé tous les
moyens pour soulager moralement et physiquement des malades qui méritent d'autant plus d'intérêt qu'ils sont irrémédiablement voués à une mort certaine.

OBSERVATIONS

OBSERVATION PREMIÈRE

(Inédite. — Prise dans le service de M. le professeur de Rouville)

Madame R., 55 ans, entre dans le service de clinique gynécologique de M. le professeur de Rouville le 12 octobre 1906, envoyée par M. le professeur Hamelin.

Cette femme présente depuis quatre mois environ des métrorrhagies très abondantes, de durée variable, entre lesquelles se fait par le vagin un écoulement sanieux, fétide, très irritant.

La malade se plaint de douleurs pelviennes de sièges multiples, irradiées dans les membres inférieurs. Elle a beaucoup maigri et présente déjà un teint jaune-paille caractéristique.

Le diagnostic est confirmé par l'examen physique. Le toucher vaginal combiné au palper hypogastrique dénote l'existence d'un épithélioma végétant du col ; l'utérus est de plus immobilisé par une fusée cancéreuse qui s'est faite dans le ligament large du côté droit ; les culs-de-sac vaginaux sont indemnes.

Le 15 octobre, curettage des fongosités ; les hémorragies s'arrêtent mais reparaissent au bout d'une douzaine de jours.

Le 1ᵉʳ novembre, ligature sous-péritonéale des deux artères hypogastriques.

Toute hémorragie cesse à partir de ce jour et la malade

quitte l'hôpital le 23 novembre. Jusqu'à sa mort survenue le 9 mars 1907, elle n'a plus perdu de sang.

Aucune action de la double ligature sur les douleurs et l'évolution de l'épithélioma.

OBSERVATION II

(Baumgartner)

Cancer inopérable du col; symptômes dominants : hémorragies, écoulements fétides.

Ligature des artères utérines des deux côtés de la matrice, et évidement du col suivi d'application de zinc au 1/10.

Arrêt des hémorragies et des écoulements fétides.

Régression et atrophie de la tumeur.

La malade est morte deux ans après l'opération, avec des signes de sténose intestinale, sans que Baumgartner ait pu à cette époque l'examiner, et constater l'absence de récidive locale.

OBSERVATION III

Cancer du col inopérable; symptômes dominants : hémorragies et écoulements fétides.

Ligature des utérines des deux côtés de la matrice.

Arrêt des hémorragies et des écoulements fétides.

La malade n'a pas été revue.

OBSERVATION IV

(Kelly)

Ligature des deux iliaques internes pour hémorragies au cours d'une hystérectomie abdominale pour cancer de l'utérus.

S. W., 37 ans, entre à l'hôpital le 7 octobre 1893. Elle a eu deux enfants. Les accouchements ont été, dans les deux cas, laborieux, et se sont terminés par une application de forceps. Réglée à 13 ans ; les menstrues sont régulières, de quantité normale, et d'une durée d'une semaine.

Au mois de septembre 1893, elle a eu une hémorragie abondante qui n'a cessé qu'à son entrée à l'hôpital ; auparavant, pendant un an, la malade avait des pertes leucorrhéïques.

Aucun membre de la famille n'a eu de cancer.

A son entrée, on note des hémorragies continuelles avec des douleurs expulsives et caillots, une anémie secondaire progressive, des nausées et des vomissements, enfin des douleurs aiguës dans le dos et le bas-ventre.

Toucher. — La vulve est très large, le col est augmenté de volume, remplissant la voûte vaginale, infiltrée et dure. L'infiltration empiète sur la paroi vaginale antérieure, et sur une largeur de deux cent. ; la paroi postérieure est intacte ; la base des deux ligaments larges est envahie ; la mobilité de l'utérus est diminuée surtout à droite.

On porte le diagnostic de cancer du col avec envahissement des ligaments larges.

Opération. — Le col utérin étant mou et friable, Kelly décide d'opérer par la voie abdominale, après avoir libéré l'utérus de ses attaches vaginales, par une incision circulaire, comme dans le premier temps de l'hystérectomie vaginale.

A l'ouverture de l'abdomen, il trouve les deux ligaments larges, surtout à droite, beaucoup plus infiltrés qu'on ne l'avait cru.

Il lie d'abord les deux artères utéro-ovariennes au niveau du détroit supérieur, puis il commence l'ablation des ligaments larges. Les tissus infiltrés étaient si friables que toutes les ligatures cédaient à la moindre traction.

L'hémorragie était abondante et impossible à maîtriser. La malade étant fortement affaiblie par ses pertes antérieures, Kelly décida d'arrêter l'hémorragie en arrêtant la circulation

3

du pelvis, c'est-à-dire en liant les deux artères iliaques internes.

Le péritoine est, en conséquence, incisé au-devant des artères, d'abord à droite, puis à gauche, et les deux hypogastriques liées au moyen de gros fils placés avec une aiguille à
anévrismes.

Cette opération arrête net l'hémorragie, et Kelly peut continuer l'opération. Il vit qu'il allait se heurter à des difficultés
insurmontables, l'uretère gauche étant enclavé dans la masse
néoplasique ; au-dessus de cette masse, il était le siège d'un
certain degré de dilatation, due à la compression. Grâce à une
dissection soignée, l'uretère put être libéré néanmoins, et
récliné sur le côté, et l'ablation des tissus cancéreux continua.
A ce moment, les forces de la malade faiblirent, le pouls
monta à 160, et la respiration devint à peine perceptible.
Le docteur Clark fit alors une injection d'un demi-litre de
sérum. Le pouls tomba rapidement de 160 à 120, et redevint
plein. L'opération finie, on constata qu'il y avait encore une
bonne partie des ligaments larges qu'il ne fallait pas songer à
enlever.

Suites opératoires. — La malade se remet, quoique lente-
ment, de l'intervention, et quitte l'hôpital le 23 novembre 1893.
La semaine dernière (avril 1894), elle est rentrée à l'hôpital
pour une fistule vésico-vaginale datant de son opération.

L'examen le plus attentif, pour le rectum, le vagin et l'abdomen, ne peut déceler la moindre trace de carcinone. La malade
est mise en observation, afin de savoir si vraiment le néoplasme
a disparu.

OBSERVATION V
(Dorsett)

Femme de 48 ans, ayant eu quatre enfants, et venant con-
sulter pour des hémorragies profuses, résultant d'un cancer
du col trop étendu pour permettre une opération radicale.

Le 15 août 1895, Dorsett fait la ligature des utérines. Les
hémorragies s'arrêtent, mais il se produit une désintégration
rapide de la tumeur, et la malade meurt cachectique deux mois
après l'opération.

OBSERVATION VI
(Pryor)

P..., âgée de 25 ans, mariée, pas d'enfants, ni de fausses-
couches. Aucun antécédent de tuberculose, ni de syphilis.

Vue en juillet 1896 par le docteur Holl, qui trouve une surface ulcérée sur le col de l'utérus, des dimensions d'une pièce
de 5 francs, s'étendant sur la lèvre postérieure du museau de
tanche. La surface de l'ulcération est en partie granuleuse,
en partie recouverte de tissu mortifié sur lequel le moindre
attouchement produit un saignement abondant. L'utérus est
très mobile; pas d'épaississement des ligaments larges.

Curettage. — Les débris ont été examinés au microscope par
le D' Fergusson, qui trouva de l'épithélioma typique.

30 juillet 1896. — Le D' Holl pratique l'hystérectomie vaginale. Guérison rapide.

10 octobre. — On constate un léger épaississement des extré-
mités de la cicatrice. Cette infiltration s'étendit et la malade

ressentit des douleurs dans le dos et dans le flanc droit. Elles se calmèrent avec de la morphine. Les douleurs commençaient le soir et, vers minuit, elles devenaient intolérables. L'état général était encore assez bon, et la malade avait toutes les apparences de la santé.

11 décembre 1896. — Le docteur Holl ouvre le ventre avec l'intention d'évider le bassin et d'enlever les ganglions infectés. Mais devant l'extension du mal et les adhérences nombreuses, il se contente de cette laparotomie exploratrice et referme le ventre ; puis il envoie la malade à Pryor.

A l'examen, l'état général est excellent, le cœur et les poumons sains ; la voûte vaginale est occupée par une masse rouge, molle, bosselée, s'étendant sur toute la cicatrice ; des fissures s'échappait un liquide sanieux, abondant et fétide. Au moindre toucher on provoquait un fort saignement ; on soupçonne une fistule urétérale, mais le cathétérisme par la méthode de Pawlick ne peut être fait, à cause de la douleur qu'il provoquait. Le côté droit de la vessie saigna abondamment. Le toucher rectal montrait un gros noyau qui siégeait sur le côté de la voûte vaginale et sur lequel la muqueuse rectale glissait librement ; cependant le rectum n'était pas mobilisable en masse.

Opération le 8 janvier 1897 — Cystoscopie dans la position de Trendelenburg et examen direct des urétères. La muqueuse vésicale est pâle et anémiée dans sa portion sous-péritonéale. L'orifice urétéral gauche est normal et laisse suinter l'urine ; au niveau de l'orifice urétéral droit et en dehors de lui, la muqueuse vésicale est fortement congestionnée et soulevée çà et là par des nodules faisant saillie dans la cavité de l'organe. La muqueuse est exulcérée par places et saigne en ces endroits. Ces ulcérations étant toutes situées autour de l'orifice urétéral, on les attribue aux efforts du premier cathétérisme. L'orifice urétéral droit est large et béant.

Incision de la paroi abdominale du pubis à l'ombilic, à gauche de la première cicatrice, tout le long de laquelle adhérait
le grand épiploon. A gauche, le péritoine, sur les côtés du
pelvis, était soulevé par un bourrelet mousse qui faisait croire
à une extension du néoplasme. Une anse de l'intestin grêle
adhérait fortement à la cloison vésico-vaginale à gauche. A
droite, sur cette cloison, il y avait des nodules cancéreux qui
s'étendaient jusqu'au trou obturateur. Le cul-de-sac de la séreuse était oblitéré par les adhérences ; la vessie et le vagin
formaient ensemble une masse immobile de laquelle il fallut
séparer des anses intestinales et l'épiploon.

Le néoplasme avait donc envahi, à gauche, les ganglions
obturateurs et iliaques et à droite la moitié de la vessie ne
dépassant pas le trou sus-pubien. L'uretère droit était dilaté.

On décolle le péritoine de l'uretère droit et on découvre l'artère iliaque interne. On fend sa gaine et on passe un fil au-
dessous d'elle au moyen d'une aiguille à anévrisme ; le fil de
soie était double et on fait deux ligatures. Survient alors un
arrêt brusque de la respiration qui nécessite des manœuvres
spéciales. La malade revient à elle et on coupe les fils ; l'artère était liée à un pouce 1/4 de son origine. A gauche, l'urétère est normalement situé et non comprimé ; par contre,
l'artère était profondément située au milieu des ganglions
ulcérés et d'une infiltration cellulaire très marquée. La ligature put cependant être faite, mais ici encore elle fut suivie
d'une syncope respiratoire, pour laquelle toutefois il ne fut
pas nécessaire d'employer la respiration artificielle. La paroi
abdominale fut suturée au fil d'argent. Les résultats furent
les suivants : les douleurs dans la région lombaire et le bas-
ventre disparurent pendant cinq mois, et, quand elles reparurent, elles étaient supportables.

22 janvier. — La voûte vaginale semble débarrassée d'une

partie des anciens noyaux cancéreux ; ce jour-là la malade se lève pour la première fois.

8 février. — On sentait une diminution sensible de la masse néoplasique du petit bassin. On aurait pu craindre que la double ligature, rejetant sur les reins une plus grande quantité de sang, amènerait la congestion de cet organe. Il n'en fut rien et la quantité des urines augmenta après l'opération. L'analyse qualitative n'y montra rien d'anormal. En somme le résultat était incontestable : l'opération avait arrêté la marche de la maladie.

OBSERVATION VII
(Tuffier)

D. L..., 42 ans. Epithélioma du col et du corps de l'utérus, avec envahissement des culs-de-sac latéraux.

Symptômes : pas de douleurs, mais pertes rouges.

13 novembre 1897. — Ligature par voie abdominale des artères utéro-ovariennes, de l'utérine droite, et des ligaments ronds. Angiotripsie de l'artère utérine gauche. Ablation par voie vaginale du champignon néoplasique.

Sortie le 11 décembre 1897: ne perd plus en rouge ; le néoplasme semble avoir régressé ; femme en bon état.

Nous avons eu de ses nouvelles en septembre dernier, n'a plus jamais eu de pertes ; n'a pas souffert jusqu'en août dernier. A cette époque, les pertes ont repris pendant un mois ; depuis, elles sont rares, grâce à des tamponnements vaginaux et à des injections d'eau très chaude. Mais, en septembre, elle a commencé à ressentir des douleurs dans le sacrum et la tête ; c'est pour cela que la malade nous a écrit, et que nous avons eu de ses nouvelles.

Amaigrissement notable ; perte d'appétit. La malade « perdrait la raison ».

Observation VIII

(Tuffier)

R...., 39 ans. Cancer du col ayant peut-être envahi le corps, mais certainement le pied du ligament large gauche; métrorrhagies et douleurs.

8 janvier 1898. — Ligature par voie abdominale des artères utéro-ovariennes de chaque côté (en comprenant en même temps dans la ligature le ligament rond), de l'artère utérine gauche (difficilement) ; impossibilité de lier l'artère utérine droite. Ablation à la curette du chou-fleur vaginal.

Sortie le 26 janvier en très bon état : plus de douleurs, plus de pertes. Au toucher vaginal, légère induration dans la profondeur ; utérus mobile.

Rentrée à l'hôpital le 20 février dernier : elle souffre et perd de nouveau en rouge. Les douleurs ont reparu quelques jours après sa sortie de l'hôpital, dès qu'elle a recommencé un peu à marcher et à travailler ; actuellement, elles sont très intenses et continues, s'irradiant par tout le bas-ventre, dans la cuisse droite, dans la fesse, vers l'anus. Les pertes rouges n'ont reparu que vers le 15 février ; elles sont actuellement très abondantes, continuelles, et épuisent la malade. En outre, elle a des pertes roussâtres, sentant, comme les pertes rouges, horriblement mauvais. Elle a beaucoup maigri. La palpation du ventre est très douloureuse. Au-dessus du pubis, sous la cicatrice abdominale, on croit sentir une induration profonde. Le toucher vaginal, qui est également très douloureux, permet de constater que tout le fond du vagin est occupé par un gros champignon ulcéré, saignant, irrégulier et qui a, à peu près, le volume d'une petite orange, champignon qu'on sent également et uniquement par le toucher rectal.

Quitte l'hôpital « parce qu'on ne veut plus l'opérer ».

Est rentrée dans le service de M. Tillaux (en mai 1898), qui nous a fait demander le genre d'opération pratiqué. Aurait une énorme récidive vaginale, sans douleurs, mais avec pertes abondantes.

OBSERVATION IX

(Tuffier)

P. M..., 42 ans. Epithélioma du col. Le néoplasme a envahi le museau de tanche, le bord gauche du corps, le ligament large gauche, le cul-de-sac vaginal postérieur. Symptôme prédominant : douleurs.

Ligature par voie abdominale des deux artères utéro-ovariennes et des deux utérines, le 13 février 1897. Pas d'amélioration.

Mort (17 juin 1897), par extension au péritoine, à la vessie, etc....

OBSERVATION X
(Tuffier)

B. E..., 49 ans. Cancer du col ayant envahi les culs-de-sac. Symptôme prédominant : pertes rougeâtres fétides.

Ligature par voie abdominale des artères utérines, utéro-ovariennes, et des ligaments ronds, le 6 novembre 1897.

Sortie de la malade le 16 novembre 1897 : la malade perd presque autant qu'au moment de son entrée dans le service.

Rentrée le 15 janvier suivant : les pertes n'avaient fait

qu'augmenter depuis sa sortie de l'hôpital, pertes roussâtres, jamais franchement rouges, mais sentant très mauvais. En outre, depuis quelque temps, souffrait « dans le fondement ». Depuis qu'elle est rentrée dans le service, où on lui donne des injections vaginales très chaudes et des piqûres de morphine, la malade a vu ses pertes diminuer un peu ; mais les douleurs n'ont fait qu'augmenter. Elles siègent surtout vers le rectum, et sont très intenses. Au toucher, tout le vagin est envahi par une masse d'une dureté ligneuse, qui en occupe les parois (1ᵉʳ mars), et qu'on sent également par le rectum. Les ligaments larges semblent envahis.

Morte pendant les vacances dernières.

Observation XI
(Tuffier)

V. M..., 39 ans. Opérée pour la première fois à Dubois le 18 juin 1896.

Cancer du col ayant envahi le pied du ligament large droit. Douleurs et pertes.

Ligature par voie abdominale des deux utéro-ovariennes et des deux utérines.

Pendant 18 mois le néoplasme reste stationnaire ; les douleurs sont rares ; les pertes ont cessé entre les règles ; celles-ci sont à peine marquées.

Mais, peu à peu les douleurs reparaissent, et la malade entre à la Pitié en octobre 1897. A ce moment le néoplasme n'a encore guère progressé ; pas d'hémorragies. On renvoie la malade chez elle.

Elle rentre dans le service fin janvier. Elle souffre beaucoup du bas ventre ; elle a également des pertes rouges, mais pour ainsi dire insignifiantes. Au toucher, on peut se rendre compte de l'extension du néoplasme à tout le corps utérin, au vagin, à la paroi rectale. Dans le fond du vagin, il existe une masse du volume d'une mandarine, dure, irrégulière, peu ulcérée.

Morte le 28 juin seulement. Généralisation : Cancer énorme de l'ovaire droit ; gros ganglions abdominaux. Noyaux dans le foie, le péritoine.

OBSERVATION XII
(Hartmann et Fredet)

Femme de 67 ans ; perd du sang par le vagin depuis cinq mois, en assez grande abondance, et d'une façon continue. Ce sang est rouge, avec peu de caillots, et ne présente pas d'odeur fétide.

On reconnaît l'existence d'un épithélioma, ayant envahi toute la paroi antérieure du vagin.

« Les adhérences et l'étendue du néoplasme rendent toute intervention impossible. De même, la ligature des artères utérines par la voie vaginale ne semble pas praticable. La voie abdominale, au contraire, semble libre. »

Opération le 13 mai 1897. — Laparotomie médiane sous-ombilicale, étendue du pubis à l'ombilic.

1° L'opérateur, placé à la droite de la malade, commence alors la recherche de l'artère utérine droite. Pour cela, l'utérus rétrofléchi est redressé et attiré en avant ; l'ovaire et la trompe droite le sont aussi, de façon à découvrir la fossette ovarienne.

On la voit sans difficulté au dessous de la saillie violacée de l'artère iliaque externe.

L'urétère apparaît aussi nettement reconnaissable à sa couleur blanc-jaunâtre, qui tranche sur les couleurs des parties voisines, à sa saillie, et à ses contractions péristaltiques.

Une incision est faite aux ciseaux sur le péritoine, le long du bord antérieur de l'urétère ; l'urétère est décollé et refoulé vers le bas.

Aussitôt apparaissent dans la partie basse de l'incision, deux vaisseaux artériels ; l'un est volumineux, directement appliqué à la paroi pelvienne, et se dirige vers le ligament large. Nous pensons que c'est l'artère ombilicale ; l'autre plus petit, situé en arrière du précédent, est sinueux ; il semble se diriger en dedans et vers l'utérus.

Un fil est passé sous ce vaisseau à l'aide d'une aiguille de Cooper. L'artère attirée est reconnue pour l'utérine et liée à la soie fine.

Trois points de suture à la soie sont placés sur la plaie péritonéale.

En somme, l'opérateur placé du côté droit, a pu découvrir, reconnaître et lier sans difficulté l'artère du côté correspondant.

2° Ligature de l'utérine gauche.

3° Ligature de l'utéro-ovarienne droite dans l'aileron de la trompe.

Les hémorragies, qui étaient abondantes et continues, ne disparaissent pas entièrement. Elles sont très réduites en quantité ; c'est un suintement, mais l'hémostase parfaite n'a pas été obtenue.

La malade est revue trois mois après l'opération : « Elle est dans un assez bon état général... Elle a continué, après son départ de l'hôpital, à avoir des pertes plus ou moins roussâtres, mais non fétides. Ces pertes sont beaucoup moins considérables qu'avant l'opération mais elles sont constantes, et obligent la malade à se garnir. Le soir, la compresse est toujours un peu tachée de sang. »

Le néoplasme s'est peu étendu. Le vagin est plus étroit et la paroi inférieure s'est infiltrée jusqu'à 3 doigts de l'anus. Mort le 3 janvier 1898, dans la cachexie.

Observation XIII
(Hartmann et Fredet)

Femme de 45 ans ; cancer du corps et du col de l'utérus, avec envahissement des deux gaines hypogastriques.

Le 15 octobre 1897 : laparotomie.

« A gauche, tendant le ligament rond, et écartant la trompe en arrière, nous faisons sur la dépression qui sépare l'aileron antérieur de l'aileron moyen du ligament large, une incision longitudinale ; puis, décollant le contenu du ligament large de son feuillet antérieur, nous arrivons, après quelques difficultés, à reconnaître l'artère utérine que nous lions. Le volume de l'utérus, les adhérences du cul-de-sac postérieur, avaient gêné pour obtenir l'écartement des feuillets du ligament large, si utile pour lier l'utérine par ce procédé. »

A droite, ligature du tronc commun à l'utérine et à l'ombilicale, dans la fossette ovarienne.

L'opération est terminée par un curettage utérin. Les suites ne présentèrent rien de particulier.

Nous n'avons plus eu de nouvelles depuis sa sortie de l'hôpital.

Observation XIV
(Hartmann et Fredet)

Femme de 39 ans ; entre à l'hôpital pour hémorragie avec pertes sanieuses très fétides et douleurs dans le bas ventre.

Il y a quatre mois, hémorragie débutant par l'émission de

caillots noirâtres ; les pertes sanguines qui suivaient étaient très abondantes, mais de peu de durée.

Curettée à Lyon par Goullioud, en mai 1897 ; légère amélioration ; elle n'a pas cessé de perdre après cette intervention, mais les pertes n'avaient plus leur fétidité à sa sortie de l'hôpital, le 16 juin. Mais, huit jours après, de vraies hémorragies se reproduisent ; elle entre alors à Bichat dans une cachexie assez profonde.

11 août 1897. — Ligature de l'hypogastrique droite, du tronc ombilico-utérin gauche, des deux cordons utéro-ovariens et du ligament rond droit. Les premiers jours, la malade continue à perdre un liquide ichoreux et fétide, mais, rapidement, ces pertes disparaissent complètement.

« 1ᵉʳ septembre 1897. — Les pertes ont presque entièrement disparu. A l'examen au spéculum, on est frappé de voir la diminution de la masse bourgeonnante. L'entonnoir a diminué d'étendue et est beaucoup moins irrégulier et le doigt explorateur revient chargé de matières fétides, mais peu, en comparaison de ce qu'elles étaient avant l'opération. »

Malheureusement cette amélioration a été de courte durée ; les hémorragies reparaissent, la malade meurt le 10 janvier 1898.

OBSERVATION XV

(Morestin)

Cancer utérin inopérable. — Douleurs, écoulements fétides.

Le 19 août, ligature des utérines au voisinage de leur origine (Très aisée et très rapide grâce à la technique indiquée par Hartmann et Fredet) et des utéro-ovariennes.

Le 22 août, tout va bien : ni douleurs, ni malaise, ni fièvre, et les jours suivants l'état demeure excellent.

Le 11 septembre, la malade se trouve mieux, a un peu plus d'appétit et de forces. Mais marche régulière du cancer ; le suintement persiste moins abondant cependant et moins fétide.

Le 13, la malade part pour le Vésinet.

Le 23, elle revient du Vésinet ; l'état est peu brillant ; elle souffre de nouveau ; pollakiurie ; vagin envahi et saignant au moindre attouchement ; peu de sécrétions.

A partir de ce jour, l'état empire : hémorragies tous les 7 ou 8 jours ; écoulements fétides ; douleurs ; cachexie de plus en plus prononcée.

Mort le 15 janvier. A l'autopsie : carcinose généralisée des organes du petit bassin.

Observations XVI-XVII

Moreslin a, depuis, répété deux fois cette opération, toujours pour cancers inopérables. Ligatures plus laborieuses à cause, dans le premier cas, de l'existence de fibromes encombrant le petit bassin ; à cause, dans le deuxième cas, d'adhérences pelviennes, reliquat d'anciennes salpingites. « Ces deux femmes sont encore vivantes six mois après ces opérations palliatives ; mais ici encore le résultat a été précaire, et je n'ose pas dire qu'elles aient retiré un bénéfice de l'intervention subie par elles. Après une amélioration de courte durée, elles ont été reprises d'hémorragies et de douleurs. »

Observation XVIII
Résumée
(Goullioud)

Vve Th... Etiennette, 46 ans, couturière.

Antécédents héréditaires et personnels sans grand intérêt.

Il y a cinq mois, la malade vit ses règles se continuer et ne pas cesser, sans qu'elle puisse invoquer une cause quelconque. Les pertes rouges durèrent sans discontinuer pendant six mois, très abondantes au dire de la malade, un peu moins pourtant dans le décubitus dorsal.

Rentre à l'hôpital Saint-Joseph le 12 mars 1900, pâle, anémiée ; les lèvres sont décolorées. Pertes et bourdonnements.

Au toucher vaginal, on constate une vaste ulcération comprenant tout le col et la partie supérieure du vagin. Utérus volumineux atteignant l'ombilic.

Diagnostic : Epithélioma inopérable avec gros fibrome utérin. On n'a pas le courage de renvoyer la malade, car elle vient de loin. Après quelques jours passés à l'hôpital, une nouvelle perte grave fait décider brusquement de tenter la ligature des hypogastriques.

20 mars. — Intervention ; incision sous-ombilicale ; utérus énorme ; ligature de l'artère hypogastrique droite, puis de la gauche dont la recherche est plus difficile.

24 mars. — La malade n'a pas perdu en rouge ; on est obligé de la sonder.

26 mars. — A eu une perte hier matin accompagnée de coliques ; perd bien moins ce matin.

27 mars. — La malade continue à perdre, mais légèrement.

28 mars. — Ce matin une éventration s'est produite ; on

lave l'intestin avec du sérum chaud, on rentre les anses intestinales. On referme la paroi.

30 mars. — Vomissements fécaloïdes, suintement de la plaie qui traverse le pansement.

4 avril. — Mort. On a vu la malade décliner sans présenter le tableau bien typique d'une péritonite.

Observation XIX

(Jonnesco)

Huit cas de cancers inopérables de l'utérus (l'auteur ne les détaille pas), traités par ligatures des artères hypogastriques, des artères utérines en étages, près de l'origine, et aussi près que possible de l'utérus, des artères du ligament rond et des vaisseaux utéro-ovariens. (Veines et tissu cellulaire ambiant étant pris, autant que possible, dans les ligatures.) Râclage de l'utérus.

Résultats : Suppression des hémorragies, des écoulements, élimination spontanée des produits néoplasiques et amélioration de l'état général pendant six et dix mois et même plus d'une année.

Observation XX

Roux (de Lausanne) dit, au Congrès français de chirurgie de 1898, « avoir pratiqué parfois la ligature des deux hypogastriques pour des cancers utérins inopérables ; l'amélioration consécutive n'a duré que quelques semaines ».

Observation XXI
(Ivanow)

Il a fait cinq fois les ligatures des artères des ligaments ronds, utérines et utéro-ovariennes et des hypogastriques pour cancer inopérable.

Résultat très satisfaisant dans tous ces cas, dont un était relatif à une récidive après hystérectomie vaginale.

Observation XXII
(Krug)

Cancer utérin inopérable : hémorragies.

Ligature des artères utérines.

Résultats : arrêt des hémorragies, mais évolution progressive du néoplasme.

Observation XXIII
(De Rouville)

La nommée F. A., âgée de 35 ans, entre à l'Hôpital suburbain, salle Desault, le 1er août 1900. Elle présente depuis plusieurs mois, des hémorragies abondantes apparaissant, sous forme de métrorrhagies, tous les huit jours environ ; dans l'intervalle de ces fortes pertes hémorragiques, la malade perd peu ou pas du tout.

Son faciès est celui d'une femme très profondément anémiée ; sa faiblesse est extrème ; elle accuse des douleurs très vives dans le bas ventre et les reins, irradiées dans les cuisses. Constipation, miction normale.

Au palper abdominal, rien. Au toucher vaginal, on constate que le col a disparu en partie, rongé par une ulcération de la dimension d'une pièce de deux francs ; cette ulcération est sèche ; il n'y a pas de fongosités ; elle saigne pendant l'examen, et le doigt sort rougi par le sang ; l'ongle de l'index entame aisément le néoplasme.

Au toucher vaginal combiné au palper hypogastrique, on se rend compte de l'immobilité de l'utérus ; le cul-de-sac vaginal gauche est envahi par l'ulcération, et on sent un prolongement de néoplasme dans le ligament large du même côté.

Au toucher rectal, on perçoit l'infiltration néoplasique gauche ; mais le rectum est libre.

Diagnostic : Cancer du col propagé au vagin et se prolongeant dans le ligament large gauche. Femme très amaigrie et sans résistance. Inopérabilité.

Le 10 août 1900, ligature sous-péritonéale des deux artères hypogastriques.

Les hémorragies cessent dès le lendemain de l'opération, pour ne plus se montrer. Mais les douleurs persistent les mêmes, et l'évolution du néoplasme utérin continue jusqu'à la mort, survenue le 29 juillet 1901, c'est-à-dire un an après l'intervention.

OBSERVATION XXIV

(Zykow)

Il fait cinq fois des ligatures complexes suivant Jonnesco et nous dit ceci : « Je dois dire que j'ai été très heureux dans mes opérations quoique je n'ai pas obtenu des résultats aussi

brillants que le docteur Ivanoff car j'ai eu affaire à des malades gravement atteintes et depuis longtemps. J'ai constaté les
faits suivants qui militent en faveur du procédé des ligatures :
1° les douleurs diminuent notablement; 2° les hémorragies
s'arrêtent; 3° les sécrétions diminuent; 4° l'accroissement des
néoformations se ralentit; 5° l'état général s'améliore et les
malades finissent par ne plus avoir besoin de soins cliniques;
et on est frappé de leur état quand on les voit dans la même
salle à côté des malades chez lesquelles on n'a pas pratiqué de
ligatures. »

CONCLUSIONS

1° Les ligatures artérielles constituent un traitement du cancer inopérable de l'utérus connu depuis fort longtemps ; ce procédé, grâce auquel on avait, à un moment donné, cru pouvoir guérir les néoplasmes utérins, a été surtout étudié par Hartmann et Fredel ; il a été employé avec succès par divers chirurgiens parmi lesquels nous trouvons, en France, les noms de Tuffier, du professeur de Rouville.

Actuellement le curettage utérin paraît lui être préféré dans les cas de cancers inopérables.

2° L'utérus, grâce aux pédicules artériels facilement isolables qui l'irriguent, est un organe dans lequel on peut théoriquement supprimer la circulation sanguine. Les procédés employés pour arriver à ce but sont les suivants : 1° ligature des utérines par voie vaginale ou transpéritonéale ; 2° ligature des hypogastriques par les procédés transpéritonéal ou souspéritonéal ; c'est ce dernier qui a été employé deux fois avec succès par notre maître.

On peut encore faire des ligatures multiples comprenant, avec les vaisseaux précédents, les artères des ligaments ronds et les utéro-ovariennes.

3° Les résultats obtenus ont été fort différents, concluants ou non ; il n'y a aucun rapport entre ces derniers et le mode de ligature employé. Les douleurs, les pertes fétides, les

hémorragies ont été diversement influencées par ce traitement. Les ligatures ont surtout donné de bons résultats dans
les cas d'hémorragie.

4° Le traitement des cancers inopérables de l'utérus par les
ligatures artérielles est en somme digne d'être classé à côté
des autres traitements palliatifs qu'on emploie dans ces cas
désespérés. Il semble qu'on doive surtout l'essayer quand le
curettage est inutile ou dangereux, c'est-à-dire dans les formes
de cancer interstitielles ou nodulaires, dans les formes ulcé-
reuses ; on devra aussi avoir recours à lui quand le néoplasme
sera arrivé à une période d'envahissement trop prononcé.

BIBLIOGRAPHIE

Segond. — Annales de Gynécologie, Paris, 1888.

Baumgartner. — Zur Operation der Cervix Carcinomes (Verhandlung Deutch Gesellch f. Gyn. zu Halle, Leipzig, 1888).

Pryor. — Americ. J. of. obstetrics, 1897.

Krug. — New-York obstetrical Society in the New-York (J. of. gyn. and. obst., 1894).

Goullioud. — Congrès international de Médecine, section de gynécologie, Paris, août 1900.

Tuffier. — Congrès français de Chirurgie, Paris, octobre 1897.
   —   —   —   — 1898

Hartmann et Fredet. — Bulletin et Mémoire de la Société de Chirurgie, février 1898.

— Annales de Gynécologie et d'Obstétrique, février et avril 1898.

Hartmann. — Congrès français de Chirurgie, Paris, octobre 1898.

Fredet. — Bulletin de la Société anatomique, février 1898.
   — Journal de l'Anatomie et de la Physiologie, Paris 1898.
   — Annales de Gynécologie et d'Obstétrique, mai 1899.
   — Bulletin de la Société anatomique, novembre 1899.
   — Thèse Paris, 1899.

Roux (de Lausanne). — Congrès de Chirurgie, 1898.

Jonnesco. — Congrès international de 1900, Paris.

Quénu et Duval. — Revue de Chirurgie, novembre 1898.

De Rouville et Martin. — Archives provinciales de Chirurgie, octobre 1904.

Semaine Médicale, 1887.

Dartigues. — Thèse de Paris, 1901.

Revue de Gynécologie et de Chirurgie abdominale de Pozzi, avril 1905.

CABORICK. — Zur Behandlung des inoperablen Uterus-Carcinoms (Wiener Klinische Wochenschrift, 1905).

RÉCAMIER. — Semaine Gynécologique, Paris, 1905.

JAYLE. — Presse Médicale, mai 1907.

LESCURE. — Contribution au traitement palliatif du cancer du col de l'utérus (Paris, thèse, 1903).

PICHEVIN. — Contre le cancer de l'utérus (Semaine Gynécologique, Paris, 1906).

ZYKOW. — Intervention opératoire dans les cancers utérins inopérables (Rous. Wratch, 1903).

CHAMPION. — Sur le traitement palliatif du cancer de l'utérus inopérable (thèse, Paris, 1896).

Mme KASTZEL. — Id. (thèse Bordeaux, 1900).

Semaine Médicale, id., 1896.

LEVRAT. — De l'intervention partielle tardive dans l'épithelioma utérin inopérable (Congrès de Chirurgie, 1891).

DESPRÉAUX. — Indications et technique du curettage de l'utérus (thèse Paris, 1888).

SERMENT

En présence des Maîtres de cette École, de mes chers condisciples, et devant l'effigie d'Hippocrate, je promets et je jure, au nom de l'Être suprême, d'être fidèle aux lois de l'honneur et de la probité dans l'exercice de la Médecine. Je donnerai mes soins gratuits à l'indigent, et n'exigerai jamais un salaire au-dessus de mon travail. Admis dans l'intérieur des maisons, mes yeux ne verront pas ce qui s'y passe ; ma langue taira les secrets qui me seront confiés, et mon état ne servira pas à corrompre les mœurs ni à favoriser le crime. Respectueux et reconnaissant envers mes Maîtres, je rendrai à leurs enfants l'instruction que j'ai reçue de leurs pères.

Que les hommes m'accordent leur estime si je suis fidèle à mes promesses ! Que je sois couvert d'opprobre et méprisé de mes confrères si j'y manque !

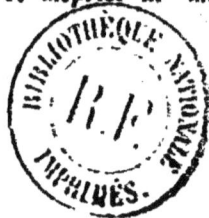

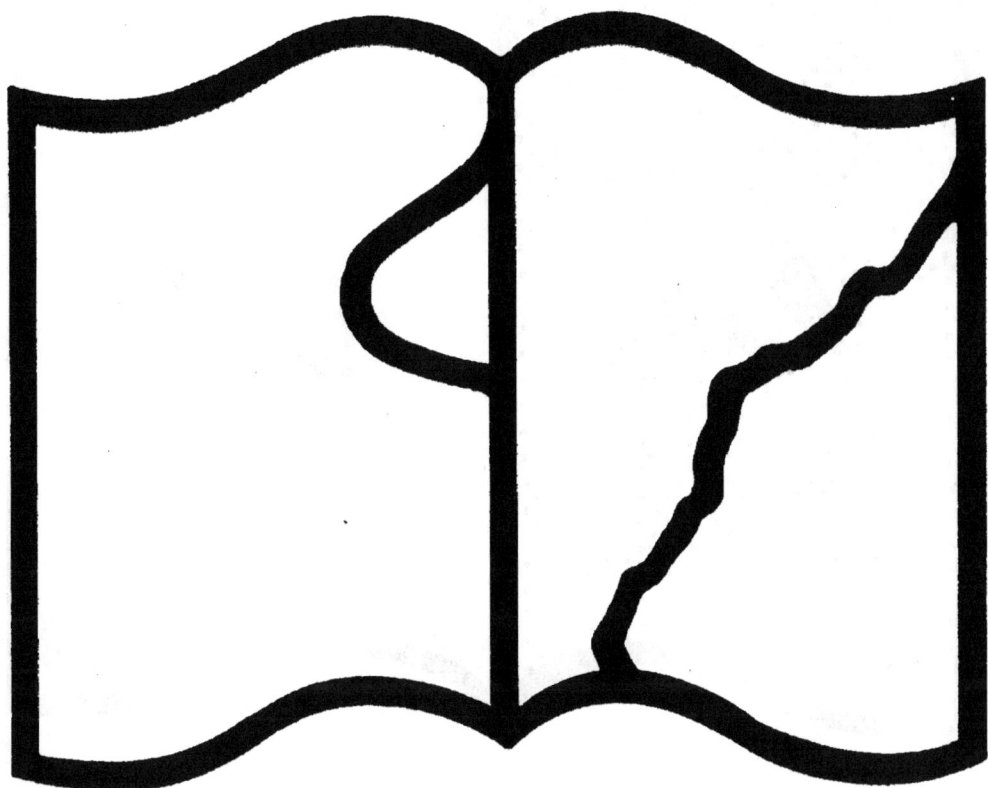

Texte détérioré — reliure défectueuse

NF Z 43-120-11

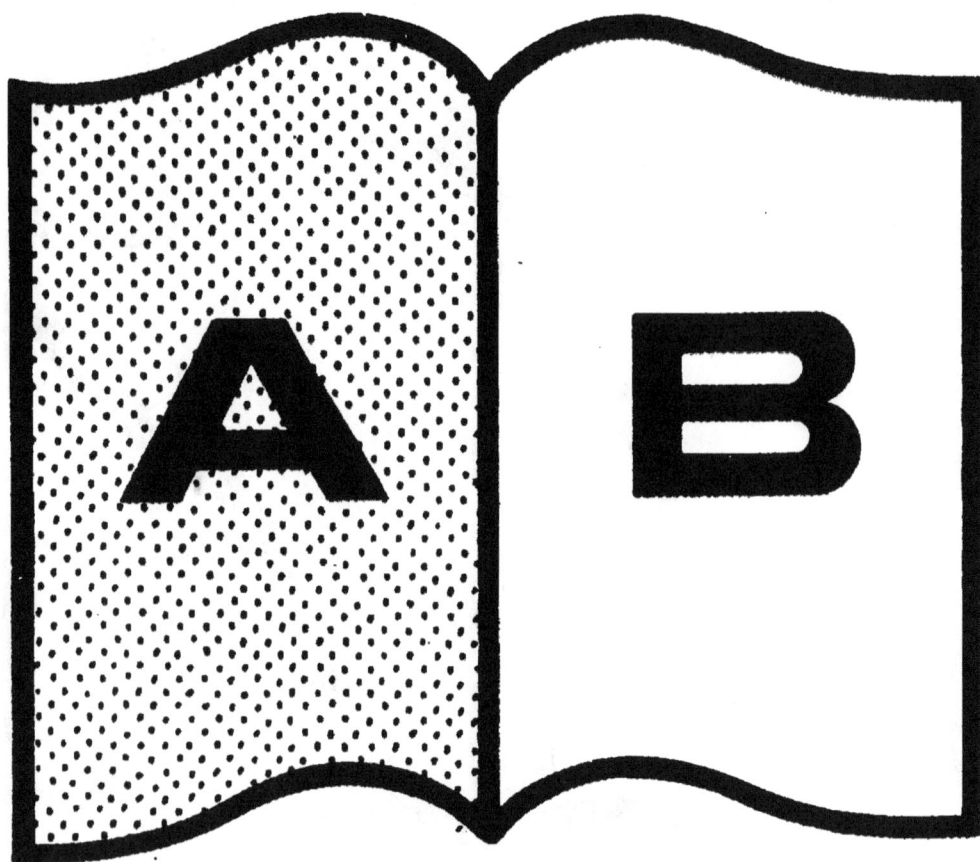

Contraste insuffisant

NF Z 43-120-14

www.ingramcontent.com/pod-product-compliance
Lightning Source LLC
Chambersburg PA
CBHW050525210326
41520CB00012B/2439